ACTIONS
PHYSIOLOGIQUE
ET
THÉRAPEUTIQUE
DES ALCALINS
DANS LA GLYCOSURIE

PAR

LE Dr J. CORNILLON

MÉDECIN CONSULTANT A VICHY

Ex-Interne des Hôpitaux de Paris
Lauréat de l'Académie de Médecine et de la Société de Chirurgie
Membre correspondant de la Société Anatomique, etc.

EN VENTE
AUX BUREAUX DU *PROGRÈS MÉDICAL*
6, rue des Ecoles, 6.
PARIS

ACTIONS
PHYSIOLOGIQUE
ET
THÉRAPEUTIQUE
DES ALCALINS
DANS LA GLYCOSURIE

PAR

LE Dr J. CORNILLON

MÉDECIN CONSULTANT A VICHY

Ex-Interne des Hôpitaux de Paris
Lauréat de l'Académie de Médecine et de la Société de Chirurgie
Membre correspondant de la Société Anatomique, etc.

CUSSET

IMPRIMERIE NOUVELLE — SIMON FUMOUX

1880

I.

ACTION PHYSIOLOGIQUE

DES ALCALINS

DANS LA GLYCOSURIE

Le régime est le plus souvent impuissant à enrayer la marche du diabète ; on voit cependant, sous l'influence de la suppression des féculents et des substances sucrées, le mal rester stationnaire ; mais, au bout de peu de temps, les symptômes s'aggravent. Il est facile de se rendre compte de cette particularité, lorsqu'on songe qu'indépendamment de l'alimentation, il y a un organe qui, à lui seul, produit du sucre : le foie. Pour arrêter les progrès de l'affection, la faire rétrocéder, deux indications sont à remplir :

1° Trouver un agent qui détruise le sucre une fois qu'il est formé ;

2° Un remède qui empêche la formation de la glycose en dehors de l'abstinence des matières amylacées et sucrées.

La première indication est facile à accomplir : les exercices du corps, la gymnastique, les promenades, en activant la combustion respiratoire, amènent la destruction de la glycose contenue dans les liquides de l'économie. Quant à la seconde, elle est remplie par la médication alcaline, et notamment par le bicarbonate de soude.

Rollo est le premier qui ait étudié sérieusement l'action des alcalins dans la glycosurie. Les préparations dont il se servait étaient l'eau de chaux et le sulfure de potasse ; voici, du reste, le résumé du régime qu'il faisait suivre aux diabétiques :

1° DÉJEUNER. — *Un demi-litre d'eau de chaux* et un litre et demi de lait mêlés ensemble, du pain, du beurre ;

2° DINER. — Des boudins composés de sang et de graisse, l'usage modéré des viandes faisandées, et des graisses aussi rances que l'estomac pourra les supporter, telles que celles du porc ;

3° SOUPER. — Mêmes substances qu'à déjeuner ;

4° On donnera, pour boisson journalière, quatre grammes de *sulfure de potasse dissous dans un demi-décalitre d'eau.*

Il est clair, d'après ce qui précède, que Rollo avait entrevu les bienfaits des alcalins dans le diabète, sans pour cela se rendre un compte exact de leur action.

Pendant de longues années, ce fut à peu près le seul traitement qu'on dirigea contre la glycosurie, et la thérapeutique en était là lorsque parurent, vers 1848, les travaux de Bouchardat et de Mialhe.

Ce dernier préconisait les alcalins en vue de la théorie suivante : l'amidon introduit par les aliments se transforme en glycose sous l'influence de la salive et du suc pancréatique, puis pénètre dans le sang. Chez l'homme sain, la glycose, arrivée dans le liquide sanguin, se décompose en présence des alcalins contenus normalement dans les humeurs; mais, chez le diabétique, elle trouve un sang dépourvu d'alcalinité, elle reste intacte, devient un corps inutilisable, qui est expulsé par les urines. En administrant des alcalins, le sucre reprend sa marche naturelle.

C'est pour cela, au reste, qu'il prescrivait chaque jour 6 à 12 grammes de bicarbonate de soude, joints à l'eau de Vichy, aux repas. Les résultats obtenus furent excellents, bien que la théorie fût fausse.

M. Bouchardat a employé largement les alcalins, notamment *l'eau de chaux et le bitartrate de soude* contre la glycosurie. Il en a retiré de bons effets. Ceci s'explique très-bien, dit-il, par l'action retardatrice de la chaux; *la dissolution des féculents* s'opère plus lentement; l'estomac se vide moins rapidement, et l'appétit maladif décroît.

De la théorie de Bouchardat et Mialhe, nous rapprocherons celle de Trousseau qui s'en éloigne un peu cependant : « lorsque le diabète n'est pas arrivé à un degré très-avancé, l'usage des alcalins, et notamment du bicarbonate de soude et de la magnésie, empêche d'une manière presque certaine la transformation saccharine, ou tout au moins permet que le sucre soit assimilé et décomposé dans le torrent circulatoire, de manière à n'être plus rendu par les urines, et en même temps nous voyons la soif diminuer, les sueurs et les forces reparaître ; et aujourd'hui, grâce à cette médication, on compte des cas assez nombreux de guérison plus ou moins complète d'une maladie que l'on considérait naguère comme au-dessus des ressources de l'art. » Ainsi donc, pour Trousseau, les alcalins peuvent jouer un double rôle dans la médication antidiabétique : empêcher la formation du sucre, ou favoriser l'assimilation et la destruction de la glycose déjà formée.

Malgré tout ce qui a été publié sur ce sujet, l'action des alcalins dans le diabète n'est pas admise par tout le monde.

Il suffit, pour s'en rendre compte, de jeter un coup d'œil sur l'article *alcalin* du dictionnaire de Jaccoud, dont l'auteur est M. Hirtz. Nous allons en citer les conclusions, elles en valent la peine :

« Lorsque les ingénieuses théories de Bouchardat et de Mialhe, sur la production du diabète, émurent le monde médical, lorsqu'on crut trouver, dans une alcalinité insuffisante, soit des sucs digestifs, soit du sang lui-même, le secret de la glycosurie, on ouvrit à deux battants à la médication sodique la thérapeutique du diabète, et l'on voit par quelles trompeuses promesses les thermes alcalins firent un appel pompeux à tous les diabétiques. Les immortels travaux de Cl. Bernard et de Schiff démontrèrent péremptoirement l'insanité de cette théorie et de ses espérances. On sait aujourd'hui que l'intervention des alcalins n'a pas la moindre influence sur la production du sucre que le foie sécrète de toute pièce, et ce que la physiologie avance ici, la thérapeutique usuelle le prouve chaque jour. Ni les thermes alcalins, ni l'usage continu du carbonate de soude ne modifient la glycosurie, le régime hygiénique seul la modifie momentanément. Nous pourrions citer nos propres observations à cet égard ; nous préférons rappeler un travail sorti de la Clinique de Tubingue, sous la direction de Griesinger, où la médication alcaline, essayée avec le régime classique et le régime féculent, a donné pour conclusion l'absence totale d'influence thérapeutique du bicarbonate de soude. Il est difficile d'asseoir une conclusion sur un travail plus exact. »

Nous ajouterons qu'il serait difficile d'écrire plus d'erreurs en si peu de phrases.

Il est certain que, dans quelques cas, d'ailleurs fort rares, les alcalins, sans avoir une influence nocive, échouent complétement ; mais, est-ce à dire pour cela qu'ils échouent toujours ? Ne voit-on pas journellement des médicaments dont la spécifité ne saurait être niée, tels que le sulfate de quinine et le mercure, ne pouvoir enrayer la maladie contre laquelle on les emploie.

M. Durand-Fardel, dont l'autorité en pareille matière ne saurait être récusée, s'exprime autrement. Voici ce qu'il dit dans son *Traité du Diabète*, page 458 et suivantes :

« Les eaux de Vichy agissent dans le traitement du diabète, suivant une direction curative. On peut assigner à une médication un sens curatif lorsqu'en dehors du traitement diététique et des autres moyens appropriés, elle détermine non-seulement l'amoindrissement ou la disparition des symptômes du diabète, mais encore l'amoindrissement et la disparition de la glycosurie, et cela sinon d'une manière constante, ce qui ne saurait être exigé en thérapeutique, du moins d'une manière habituelle.

« J'ai dressé le tableau de 71 cas de diabète, datant tous de plusieurs mois, et dans lesquels la quantité de sucre a été déterminée, au commencement et à la fin, ou dans le cours du traitement thermal.

« Dans 14 cas, le sucre disparut complétement sous l'influence du traitement thermal. Ils étaient pour la plupart assez récents, car dans 9 d'entr'eux la maladie ne datait que d'un à dix mois. Mais dans 4 autres elle remontait à plusieurs années. Elle était également ancienne dans les 5 cas où il ne restait que des traces de sucre. Dans 7 autres cas, où le sucre ne dépassait pas un gramme à la fin du traitement, si la maladie ne datait que de trois mois dans l'un d'eux, elle remontait à plusieurs années dans trois autres ; son début est demeuré indéterminé dans les trois restant. Plus loin il ajoute :

« L'abaissement du sucre est généralement considérable. Dans 39 cas, la proportion du sucre restant était nulle ou n'atteignait pas le quart de celle du début ; dans 5 cas, elle était à peu près égale au quart ; dans 7 cas, au tiers ; dans 8 cas, à la moitié ; dans 8 cas seulement, elle n'atteignait pas celle-ci. Enfin, la proportion du sucre est restée la même deux fois, et a légèrement augmenté deux fois.

« Les résultats obtenus sont donc bien le fait du traitement thermal lui-même, d'autant que le régime que ces malades suivaient à Vichy était généralement moins strict que celui auquel ils avaient pu se soumettre chez eux, la vie d'hôtel ne se prêtant pas suffisamment aux exigences de la diététique diabétique. »

Quel est donc le rôle que jouent les alcalins dans cette décroissance et dans cette disparition de la glycose urinaire ? Favorisent-ils la transformation en eau et en acide carbonique du sucre déjà formé et contenu dans le sang ? où bien empêchent-ils, au contraire, la transformation de ce sucre ? Nous allons examiner successivement ces deux points.

Pour arriver à un résultat sérieux, on a été obligé de recourir à la chimie et aux expériences sur les animaux. C'est à Poggiale, Lehmann et Cl. Bernard que l'on doit les premières recherches sur cette importante question (voir *Gazette médicale*, 1856).

Citons leurs conclusions : « Nous avons démontré qu'en injectant dans la veine jugulaire d'un lapin une solution de sucre et de bicarbonate de soude, on retrouve dans les urines autant de sucre que quand l'injection se fait avec une injection sucrée seulement.

« Enfin, nous avons observé que les carbonates alcalins n'agissent pas sur la glycose au-dessous de 95°, et qu'à cette température elle éprouve si lentement les métamorphoses qui la convertissent en eau et en acide carbonique, qu'on trouve encore beaucoup de sucre si on prolonge l'ébullition. La potasse et la soude caustique, elles-mêmes, ne détruisent le sucre qu'à une température élevée. »

Nous avons repris en partie ces expériences avec M. Bretet, pharmacien à Cusset, en mettant en contact de la glycose et du bicarbonate de soude à des températures différentes, comprises entre 15° et 60°, avec ou sans le contact de l'air. Les résultats auxquels nous sommes arrivés n'ont fait que confirmer les connaissances déjà acquises.

Ces agents minéraux empêcheraient-ils donc la formation du sucre dans l'économie en amoindrissant l'action de la salive et du sucre pancréatique sur les matières amylacées? C'est ce que nous allons établir. M. Frémy, en arrosant un arbre avec une solution alcaline, a constaté qu'il ne donnait plus de fruits sucrés. — D'après M. Martin-Damourette, la vigne donne un raisin à peu près privé de sucre si on l'arrose avec de l'urine ou avec une solution alcaline (Brouardel, thèse d'agrégation, 1869). Aux expériences exécutées sur les végétaux ont succédé les expériences sur l'homme et sur les animaux.

M. Pavy, en 1869, remarqua qu'en mettant au contact de la salive de la matière amylacée et une solution de potasse, la transformation glycosique ne se fait plus. Après avoir obtenu ce résultat expérimental, il chercha à déterminer si les alcalins qui rendent inerte la diastase salivaire ont la même action sur la matière glycogène. Il injecta une solution concentrée de potasse dans la veine porte d'un chien ; aussitôt après la mort, l'analyse du foie démontra qu'il n'y avait pas de glycose produite. Mais si, au lieu de faire l'expérience de suite après la mort, on attend quelques instants, le sucre se produit et l'injection de potasse dans la veine porte prouve que cette solution est sans action sur le sucre formé ; c'est donc sur la matière glycogène qu'il agit. Elle empêche la formation du sucre, mais ne le détruit pas.

Le carbonate de soude possède la même propriété que la potasse : il empêche la formation du sucre. Voici l'expérience que M. Pavy a entreprise pour le prouver : il serra, par une ligature, quelques lobules du foie qui furent ainsi séparés du reste de la circulation hépatique ; il injecta une solution de bicarbonate de soude dans la veine porte ; les parties dans lesquelles l'injection pénétra ne contenaient pas de sucre ; les lobules séparés par la ligature contenaient du sucre. Pour cet auteur, les alcalins empêchent la formation du sucre.

Les conclusions auxquelles était arrivé M. Pavy ne furent acceptées qu'avec timidité, à cause de leur hardiesse. Voici ce qu'en dit M. Brouardel (thèse d'agrégation) : si cette opinion devait être admise, il faudrait placer les alcalins, non plus parmi les médicaments destinés à détruire le sucre existant dans le sang, mais parmi les médicaments qui empêchent l'introduction du sucre dans le sang.

Les expériences que nous publions aujourd'hui nous ont amenés à partager entièrement cette dernière manière de voir. —Elles ont porté sur la salive humaine et sur le suc pancréatique, c'est-à-dire sur les deux agents de la digestion des matières féculentes.

Nous croyons inutile d'entrer dans les détails des expériences que nous avons exécutées avec la salive, M. Bretet et moi ; nous dirons que toutes ont été faites en opérant comparativement sur des quantités égales d'amidon sec, de salive et d'eau. L'un des flacons contenait seulement ces trois substances ; à l'autre on ajoutait du bicarbonate de soude. — Les flacons étaient placés dans une étuve chauffée à 40°, remontés et agités fréquemment. Après un séjour plus ou moins prolongé, mais égal pour chacun des essais comparatifs, les liquides étaient filtrés, et dans chacun d'eux le sucre dosé à l'aide de la liqueur de Fehling.

Ces nombreux dosages nous ont donné des rapports fort peu différents les uns des autres, et dont la moyenne est $\frac{1}{2,40}$; c'est-à-dire que la quantité du sucre trouvée dans le liquide alcalin étant 1, dans le liquide neutre elle était 2,40. Les rapports extrêmes étaient $\frac{1}{2,33}$ et $\frac{1}{2,45}$.

Lorsqu'au lieu d'employer le bicarbonate de soude, nous l'avons remplacé par une solution concentrée de potasse, à la dose de quelques gouttes seulement, la différence a été beaucoup plus sensible. Les liquides alcalins renfermaient alors si peu de sucre qu'un dosage rigoureux était presque impossible, et nous avons dû nous borner à constater la présence de la glycose qui, du reste, n'a jamais fait défaut.

Nous arrivons à nos essais sur le suc pancréatique. — Nous avons opéré sur du pancréas de bœuf, de mouton et de porc. Cette glande, finement hachée, était placée dans une capsule, avec deux fois son poids d'eau distillée ; après deux heures de séjour à l'étuve, le tout était jeté sur une toile et exprimé légèrement ; le résidu était soumis à deux autres macérations ; les liquides obtenus étaient ensuite divisés en deux parties égales. — Dans chaque flacon on ajoutait des poids égaux d'amidon, et dans un seul du bicarbonate de soude. — Après une macération plus ou moins prolongée dans une étuve à 40°, les liquides sont filtrés ; on neutralise celui qui est alcalin, à l'aide de quelques gouttes d'acide acétique, puis on les porte à l'ébullition pour coaguler les matières albuminoïdes qui, sans cette précaution, gênent considérablement le dosage du sucre. Ce dosage se fait alors sans difficulté.

Les expériences que nous avons faites nous ont conduits à des résultats bien différents, selon que l'on opère sur le pancréas du bœuf ou sur celui du porc. Dans le premier cas, le rapport moyen des proportions du sucre est $\frac{1}{1,475}$; c'est-à-dire qu'en opérant sur le pancréas du bœuf, la quantité de sucre contenu dans le liquide bicarbonaté étant 1, elle est de 1,475 dans le liquide neutre, tandis qu'avec le pancréas du porc le rapport moyen est $\frac{1}{3,69}$.

Avec le pancréas du mouton, nous n'avons rien obtenu, l'animal soumis à l'expérience étant à jeûn depuis trop longtemps.

Des faits qui précèdent, nous croyons pouvoir conclure que :

1° *Les alcalins sont sans action sur la glycose déjà formée ;*

2° *Ils interviennent dans la production de la glycose urinaire en diminuant le pouvoir saccharifiant des liquides diastasiques ;*

3° *Le bicarbonate de soude agit non-seulement sur la diastase salivaire, mais aussi sur le suc pancréatique ;*

4° *Dans ce dernier cas, son action est beaucoup plus sensible sur le pancréas des omnivores que sur celui des herbivores.*

II.

ACTION THÉRAPEUTIQUE

DES ALCALINS

DANS LA GLYCOSURIE

Les effets rapides et salutaires de la médication alcaline dans la glycosurie nous frappèrent vivement dès notre arrivée à Vichy, en 1872. — Nous nous empressâmes alors de soumettre à l'analyse chimique les urines des rares diabétiques qui nous tombaient sous la main. Ce fut M. Bretet, pharmacien à Cusset, qui se chargea des dosages.

Dans mon inexpérience, je prenais tantôt de l'urine du matin, tantôt de celle de la nuit, quelquefois de celle du milieu de la journée, et je faisais procéder à l'évaluation quantitative du sucre sans tenir compte du poids du liquide émis dans les vingt-quatre heures, de telle sorte que tous mes résultats de 1875 et 1876 sont incomplets ou défectueux à divers titres. En effet, les déperditions sucrées varient à chaque émission; l'urine qui précède et celle qui suit immédiatement le repas contiennent des proportions de glycose tout à fait différentes; il en est de même de l'urine de la nuit et de celle du jour; nous ajouterons que négliger l'évaluation pondérale de l'urine est d'une importance bien plus grande au point de vue des résultats définitifs. Supposons pour un instant qu'un diabétique, immédiatement avant sa cure thermale, excrète 4,500 grammes de liquide dans les 24 heures, avec 20 grammes de sucre par litre, ce malade perdra, à son arrivée, 90 grammes de sucre. Si, à son départ, il n'excrète plus que 2,000 grammes de liquide dans sa journée, avec 30 grammes de sucre par litre, il perdra en somme 60 grammes de ce produit par jour, soit 30 grammes de moins qu'à l'arrivée. De telle sorte que, si on ne tient pas compte des quantités d'urine émises en 24 heures, on sera tenté de croire que l'état de ce malade s'est aggravé pendant son traitement par les alcalins, tandis qu'en réalité il se sera amélioré. C'est ce qui a eu lieu au début de mes expériences. Sur 14 diabétiques que j'ai soignés en 1875 et 1876, dans trois cas, le sucre sembla disparaître entièrement, dans 2 cas il augmenta, enfin dans les 9 autres il diminua plus ou moins. — C'est ainsi qu'en prenant au pied de la lettre ces résultats, on serait amené à penser que le sucre augmente dans le septième des cas. Ce qui est absolument inexact.

Lorsque je me suis aperçu de mon erreur, j'ai fait construire des seaux de toilette, contenant chacun 10 litres, et munis extérieurement d'un tube en verre creux communiquant avec l'intérieur du vase par un conduit étroit. Pour en établir le contenu, je les ai remplis d'eau avec un verre gradué de 250 gr. Chaque fois qu'on le vidait, on notait à l'extérieur le point où montait le liquide dans le tube en verre, et, sur une plaque en métal disposée à cet effet, on apposait un trait avec un pinceau trempé dans l'encre de Chine. De telle sorte que chacun de mes seaux est divisé en 40 parties égales, correspondant chacune à 250 gr. de liquide.

Quand je veux examiner les urines de mes malades, je leur prête ces ustentiles, en leur recommandant de les placer sur un plan horizontal. Ils y recueillent l'urine de la journée et de la nuit, et lorsque le mélange est complet et qu'ils savent la quantité qu'ils en ont excrété, au moyen de l'échelle extérieure, je la soumets à l'analyse chimique. En agissant de la sorte, je suis arrivé aux résultats suivants : sur 41 diabétiques à qui j'ai fait suivre le traitement par les eaux de Vichy sur place, ou qui ont été soignés par M. le Docteur Coignard par les Eaux alcalines de Cusset, 36 fois le sucre diminua dans des proportions considérables ; 2 fois il disparut complétement, et enfin il y eut augmentation dans les deux autres cas. Ce qui revient à peu près à dire que, sous l'influence de la médication alcaline, la diminution de la glycose est la règle, la disparition et l'augmentation, l'exception. (1)

Avant de se soumettre au traitement alcalin, les malades suivent généralement depuis longtemps un régime approprié à leur état : abstinence absolue d'aliments féculents et sucrés, pain de gluten aux repas. On observe, il est vrai, cette règle de conduite avec plus ou moins de sévérité ; malgré cela, cette sélection nutritive est suffisante pour amener une décroissance rapide dans les déperditions glycosiques. Mais quoi qu'en dise M. Bouchardat, cette abstinence, bien qu'elle soit rigoureusement prolongée durant plusieurs années, ne peut faire disparaître le sucre urinaire, ni l'amener à un minimum satisfaisant. C'est aux alcalins seuls que ce rôle est dévolu.

A Vichy, dès que les malades ont goûté aux

(1) Voir le tableau qui se trouve à la fin de l'ouvrage.

sources, les symptômes les plus gênants se modifient avantageusement : vers le quatrième et le cinquième jour, quelquefois plus tôt, la soif et la sécheresse de la bouche sont moins pénibles, et deviennent même nulles vers le dixième jour, dans les cas les plus propices, et vers le trentième, dans les plus désavantageux. Les nuits sont meilleures : on n'est plus obligé de se lever à chaque instant pour boire ; le sommeil est calme, l'agitation cesse. Si, déjà, à ce moment, on examine l'urination, on s'aperçoit que les mictions sont plus rares, qu'elles n'ont plus lieu la nuit, et qu'elles se rapprochent davantage de l'heure des repas (Lecorché). D'acide qu'elle était précédemment, l'urine devient alcaline ; de claire et limpide comme de l'eau, elle passe au jaune-orangé ; cette coloration ne fait que s'accentuer à mesure que le mieux s'établit ; le sucre est déjà moins abondamment excrété, il finira bientôt par tomber très bas.

L'appétit, lorsqu'il est désordonné, se régularise ; mais cette amélioration ne se fait guère sentir qu'à la fin de la première semaine. Par contre, les diabétiques qui ont, avant le traitement alcalin, de l'anorexie, de la tendance à dormir après le déjeuner, reprennent rapidement un excellent appétit ; la digestion s'améliore, la constipation, si elle existait, cesse. En somme, dans un cas comme dans l'autre, la médication alcaline tend à rétablir dans leur intégrité les fonctions de l'estomac et des intestins. C'est alors que les forces reprennent et que l'amaigrissement progressif s'arrête. Nous voyons, tous les jours, des gens qui, à leur arrivée à Vichy, ne peuvent se rendre aux sources pour boire les quantités d'eau qui leur ont été prescrites, tant ils sont affaiblis; dès que les fonctions de nutrition ont été rétablies, ils reprennent de la vigueur, si bien qu'à la fin de leur cure ils peuvent se livrer à de longues courses.

Dans le diabète, l'amaigrissement progressif atteint parfois des proportions excessives. J'ai vu des malades perdre, en trois mois, 15 kilos et devenir absolument méconnaissables, même pour ceux qui avaient l'habitude de les approcher. Dès qu'ils étaient soumis au traitement par les alcalins, ces individus non seulement ne maigrissaient plus, mais encore ils engraissaient, si bien qu'ils augmentaient de plusieurs kilos après leur cure thermale de 25 jours, et, dans le cas où ils continuaient la médication alcaline à domicile, avec persévérance, en quelques mois, ils avaient recouvré ce qu'ils avaient perdu.

Pas plus que les troubles fonctionnels que nous venons de passer en revue la sécheresse de la peau ne résiste à l'emploi rationnel et méthodique des alcalins. En quelques jours, cet organe reprend sa souplesse ordinaire, et ce sentiment spécial que la main éprouve, lorsqu'elle est en contact avec les téguments, se dissipe assez rapidement. La sueur reparaît, mais l'odeur de vinaigre et l'anaphrodisie résistent avec une opiniâtreté désespérante. Cette dernière finit cependant par céder relativement, après plusieurs années de traitement; c'est dire que pendant longtemps les glycosuriques sont condamnés à une sagesse agaçante. Il n'en est pas de même du prurit génital; il disparaît complétement, si les malades n'ont pas pris l'habitude de se gratter à tout propos.

A mesure que la glycosurie diminue, l'amblyopie

tend à décroître. Ceux qui, peu auparavant, ne pouvaient distinguer les objets à de faibles distances, arrivent en quelques jours, à apercevoir et à reconnaître les personnes de leur intimité. C'est ainsi que se passent les choses généralement lorsque les lésions du fond de l'œil se bornent à des troubles circulatoires, sans altération grave dans la texture de la papille. Mais quand ce dernier organe est le siége d'hémorrhagie, de dégénérescence granulo-granuleuse, les alcalins ne sont pas susceptibles de rétablir les fonctions visuelles. La cécité est fatale. En voici un exemple : au commencement du mois de juin 1878, un monsieur du département du Nord me fut adressé à Vichy par un oculiste distingué de de Paris, *pour un diabète intense avec albuminurie*. Ce malade ne pouvait lire son journal, même avec le concours de lunettes ; c'était à peine s'il lui était possible de marcher dans la rue sans heurter les passants. A l'examen ophthalmoscopique, notre confrère avait diagnostiqué une dégénérescence graisseuse de la macula ; ce qui expliquait cette cécité. Le malade suivit un traitement hydriatique pendant un mois. Le sucre et l'albumine diminuèrent dans de notables proportions : l'un tomba de 217 gr. à 101 gr. et l'autre, de 2 gr. 644 à 0 gr. 734 ; néanmoins la vision ne se rétablit point pour cela.

Il en est à peu près ainsi pour les cataractes molles, dites diabétiques. Les eaux alcalines ne réussissent point à enrayer leur marche ; si bien que, malgré tout, on devient aveugle dans un laps de temps variable. Mais, en ramenant à un état satisfaisant les fonctions générales de l'économie, en arrêtant les progrès de la désassimilation, en diminuant les déperditions glycosiques, elles permettent à la chirurgie d'intervenir efficacement. Avant d'opérer, les oculistes sont en effet d'avis d'attendre que les phénomènes de consomption aient cessés ; que les forces aient repris. Or, pour amener l'organisme à ce point, il n'y a que les alcalins qui en soient capables ; leur action dans les cataractes diabétiques est donc indirecte ; mais elle n'en est pas moins salutaire.

I. — Les plaies accidentelles, dans la glycosurie, sont le désespoir des chirurgiens, tant leur durée est longue, tant leur suppuration est considérable, et leur tendance à la formation de fistules, habituelle. Tous les topiques ordinaires échouent misérablement ; rien ne peut enrayer leur marche extensive si ce n'est les alcalins. Sous leur influence, la cicatrisation est rapide, surprenante même. J'ai vu des fistules anciennes et des plaies ulcéreuses, qui avaient résisté à toute espèce de médication, guérir en quelques jours par l'eau de Vichy, *intus et extra*.

Le 22 mai 1875, je fus consulté par un habitant du département de la Gironde, âgé de 50 ans, qui portait, depuis le commencement de l'hiver, une fistule étroite et profonde de deux centimètres dans les muscles de l'éminence thénar du côté droit. Cette solution de continuité avait été produite par l'introduction d'une écharde, que le blessé avait retirée sur-le-champ. Quelques gouttes de sang étaient sorties par la plaie extérieure. On n'attacha pas, tout d'abord, beaucoup d'importance à cet accident ; cependant notre homme, voyant qu'au bout de six semaines il n'était pas encore guéri, demanda avis au médecin de sa localité. Celui-ci conseilla les applications du vin aromatique, l'alcool, la glycérine, sans le moindre succès. C'est alors qu'il eut l'idée d'examiner les urines : elles contenaient du sucre en abondance.

Au moment où ce malade fut confié à mes soins, il restait de cette plaie une fistule de deux centimètres, suppurant abondamment. Après le quatrième bain, la suppuration était tarie, et la cicatrisation était faite. Depuis lors, cet homme, ayant constamment suivi un traitement par l'eau de Vichy, la fistule ne s'est plus rouverte.

Le fait suivant est au moins aussi probant :

M. L..., du département du Loiret, étant allé à Paris, au commencement de 1878, pour se faire opérer d'une fistule à l'anus, le chirurgien qui soupçonnait la glycosurie fit analyser les urines : on trouva 26 grammes de sucre par litre. On remit alors l'opération au mois de mai, en conseillant au malade, pendant cet intervalle, les alcalins à l'intérieur. A cette dernière époque, la glycose avait presque disparu des urines ; on opéra sous le chloroforme. Quelques jours après, malgré toutes les précautions prises, une légère hémorrhagie se déclara, qui retarda un peu la cicatrisation de la plaie. Néanmoins, la guérison était complète en quelques semaines ; mais la cicatrice s'étant rompue, à différentes reprises, on conseilla les eaux de Vichy sur place.

Je vis ce malade pour la première fois le 12 août. Il existait alors à la marge de l'anus une petite plaie ulcéreuse de la dimension d'une pièce de 20 centimes. Les souffrances, pendant la défécation, n'étaient pas grandes, mais tous les matins, on remarquait un peu de pus à la chemise. Je lui conseillai chaque jour un bain minéral et un litre d'eau alcaline en boisson.

Le 22 août, c'est-à-dire dix jours après son arrivée, la cicatrice était solide.

Le bain alcalin est, à mon avis, le meilleur topique des plaies diabétiques. Aussi je n'hésite pas à le recommander toutes les fois que le besoin s'en fait sentir, concurremment avec le traitement interne.

II. — L'efficacité des alcalins est tout aussi manifeste dans les complications inflammatoires et gangréneuses du diabète.

Dans le courant de l'été 1876, mon confrère, M. Senac, vit à Vichy une jeune diabétique de 31 ans, qui était affligée de gangrène symétrique des extrémités supérieures, à l'exception des pouces. Cette malade urinait 76 grammes de sucre par litre; elle était amaigrie considérablement et très-affaiblie. On joignit au traitement thermal des pratiques hydrothérapiques. Sous cette double influence, la séparation des parties gangrenées se fit très-rapidement; les phalanges mortifiées se détachèrent successivement, et la cicatrisation s'effectua à mesure sous les eschares, si bien qu'en novembre 1868, la malade était méconnaissable, ayant repris sa fraîcheur et son embonpoint habituels.

Ce fait est une juste réponse aux allégations de M. Musset, concernant le traitement du diabète par l'eau de Vichy. Pour ce qui est des alcalins, dit-il, j'avoue que ma foi n'est pas bien grande, surtout quand la gangrène complique le diabète. S'il m'était permis, par deux cas que j'ai observés, de régler ma ligne de conduite à cet égard, je n'hésiterais pas à rejeter ce mode de traitement, car dans ces deux cas j'ai vu la gangrène s'accroître, à mesure que les liquides de l'économie s'imprégnaient davantage des effets chimiques que j'avais voulu produire. Est-ce aux alcalins ou aux dispositions organiques des malades qu'il faut rattacher cette aggravation soudaine, désastreuse, des symptômes? (*Union Médicale*, 1859.) M. Durand-Fardel s'élève, à juste titre, contre l'opinion de M. Musset; il ne pense pas que cette aggravation de la maladie à Vichy puisse être attribuée à la médication alcaline; toutefois, il croit que les bains minéraux, pris dans ces cas, n'ont pu qu'augmenter la phlegmasie locale. Aussi, de peur d'assister à de semblables accidents, en rejette-t-il l'emploi dans tous les faits de ce genre. C'est une crainte chimérique.

Le bain alcalin est, au contraire, absolument indiqué dans la gangrène diabétique. D'un côté, il modifie l'économie en y introduisant des principes salutaires; d'autre part, par ses propriétés stimulantes, il facilite la chute des eschares, règle la suppuration et favorise la cicatrisation de la plaie. Dans certains cas, il a une action si puissante, qu'il se produit de la rougeur et de la chaleur au pourtour de la solution de continuité, et même des élancements douloureux. Tous ces phénomènes morbides n'ont rien d'inquiétant, car, le plus souvent, ils coïncident avec la formation de bourgeons charnus de bonne nature. Le caractère de toutes les plaies diabétiques ; c'est de manquer de stimulus; c'est d'avoir de la tendance à devenir ulcéreuses. En corrigeant cette tendance, le bain alcalin jouit d'un avantage incontestable.

Concurremment avec le traitement interne il m'a rendu le plus grand service dans la circonstance suivante :

M. L..., jeune encore, vint à Vichy, le 19 juillet 1879, avec une glycosurie des plus intenses. Ce malade urinait, en effet, 192 grammes de sucre par jour, et souffrait d'une soif des plus cruelles. Ce dernier symptôme, dont il avait à se plaindre, depuis deux années, ne l'inquiétait pas autant que certains accidents qui lui étaient survenus au pied gauche, trois semaines auparavant. A son arrivée, il portait, en effet, au talon deux plaques noirâtres, larges chacune comme une pièce de 20 centimes, et entamant la peau dans son entier. Le gros orteil était en outre le siége d'un onyxis des mieux caractérisés; l'ongle était soulevée par le pus; le téguments étaient rouges et douloureux. Enfin, à la face interne de la jambe et dans son quart inférieur, se trouvait une pustule d'ecthyma de la dimension d'une pièce d'un franc.

22 juillet. — La suppuration sous unguéale a diminué, sans que le gonflement et la rougeur de la peau de la phalange aient pour cela cessé.

27 juillet. — Une partie de l'ongle tombe. Les plaques gangréneuses du talon disparaissent, laissant au-dessous d'elles une légère perte de substance qui suppure. La pustule d'ecthyma persiste dans son intégrité.

2 août. — L'onyxis ne suppure plus; il est guéri. La moitié de l'ongle est tombée. Le gonflement et la rougeur de l'orteil ont disparu. Pas de trace également des plaques gangréneuses du talon.

Quand ce malade partit, le 19 août suivant, la soif avait cessé, et il n'urinait plus que 46 grammes de sucre dans les 24 heures. Et, à part quelques élancements dans le pied gauche et la persistance de la pustule d'ecthyma, tous les accidents glycosuriques avaient disparu.

Pendant tout son séjour à Vichy, M. L... avait pris, chaque jour, un bain minéral d'une heure et un pédiluve de 20 minutes ; il buvait en outre à la Grande-Grille et aux Célestins, de 4 à 6 verres par jour. Il pansait son onyxis avec de la glycérine, et marchait le moins possible. Concurremment avec le traitement alcalin, il suivait exactement le régime anti-diabétique tel qu'il a été formulé par M. Bouchardat.

Depuis son départ de Vichy, la guérison ne s'est pas démentie un seul instant, car il m'écrit, à la date du 10 octobre, que son pied va très-bien; que l'ongle de l'orteil commence à repousser; que les plaques noirâtres du talon n'ont plus reparu, et que le sucre est à peine de 15 grammes dans les 24 heures.

Frappé des résultats heureux que j'ai obtenus par cette méthode dans ce genre de complications et des désavantages du bistouri dans les phlegmons diabétiques, j'ai été amené à employer les alcalins, *intus et extra*, dans un anthrax volumineux de la fesse, qui céda rapidement, contre mon attente.

Madame Q.., glycosurique depuis plusieurs années, est très-sujette aux furoncles. Le 4 septembre 1878, elle me manda pour un anthrax siégeant à la fesse gauche, qui ne lui permettait pas de quitter le lit. L'inflammation mesurait 24 centimètres de diamètre; quant à l'anthrax proprement dit, il ne dépassait pas l'étendue d'une pièce de cinq francs. Il y avait eu de la fièvre et de l'agitation la nuit précédente. Nonobstant ces phénomènes généraux, je conseillai un bain minéral d'une heure et demie, avec un litre et demi d'eau de Vichy en boisson. Après le bain, on faisait une friction énergique avec de l'onguent napolitain, et on appliquait ensuite un cataplasme de farine de lin, chaud.

Ce traitement fut continué les jours suivants.

Le 6 septembre. — Il sort du pus ichoreux par un orifice placé au centre de l'anthrax ; les phénomènes généraux se calment, la rougeur diminue de la circonférence au centre.

Le 9 septembre. — La rougeur et le gonflement ont considérablement diminué. La malade peut faire exécuter à son membre tous les mouvements, sans ressentir trop de souffrance. Il sort beaucoup de pus ichoreux et des fragments de tissu cellulaire au sommet de l'anthrax. Plus de fièvre. Bien que non complétement guérie, elle part le lendemain pour Paris, s'engageant à continuer à domicile le traitement qu'elle a suivi à Vichy. Elle tint promesse, car, au commencement de l'hiver dernier, je vis son médecin qui m'assura que l'anthrax avait disparu peu après son retour à Paris, et qui m'entretint de la rareté du fait.

Je n'ose pas absolument prétendre que c'est aux alcalins seuls qu'on doive attribuer cet heureux résultat. Cependant tout porte à croire qu'ils ont exercé, dans ce cas spécial, une action salutaire, car, étant connue la ténacité de ce genre de phlegmasie, il est difficile d'admettre que les cataplasmes et les frictions mercurielles aient suffi pour amener la rétrocession de ce processus morbide.

III. — L'albuminurie, qui accompagne si fréquemment la glycosurie, est-elle modifiée par la médication alcaline? Selon M. Durand-Fardel, Vichy serait sans effet sur ce phénomène pathologique. Il n'a jamais remarqué que l'albumine fut influencée d'une façon quelconque par le traitement thermal ; dans tous les cas observés par lui, elle persistait au même degré, malgré la diminution ou la disparition du sucre. Je ne suis nullement de cet avis. Dans seize cas, où j'ai vu l'albuminurie compliquer le diabète, trois fois il y eut disparition complète, huit fois il y eut diminution, et cinq fois légère augmentation (1). Mon confrère, M. Coignard a obtenu par les alcalins des résultats qui sont encore plus satisfaisants : dans les sept cas qu'il a observés, quatre fois il y a eu disparition complète, deux fois diminution notable, et une fois augmentation à peine appréciable (2). Aucun de nos diabétiques albumineux améliorés n'avait d'œdème des membres inférieurs, ni des paupières ; aucun ne se plaignait de douleurs rénales. Si ces symptômes avaient existé, il est probable qu'ils auraient disparu ou tout au moins diminué, si j'en juge par ce que j'ai vu dans un cas de maladie de Bright à l'hôpital thermal de Vichy.

Au commencement de juin dernier, je reçus dans mes salles une femme de la Corrèze, encore jeune, qui avait les jambes œdématiées, les paupières gonflées, et se plaignait de lumbago. Elle était très-anémique, mangeait peu, et digérait mal. Les organes thoraciques et le foie étaient sains. J'examinai alors ses urines : elles renfermaient une grande quantité d'albumine. Vu son extrême faiblesse, je l'engageai à boire aux sources seulement, et je lui prescrivis du fer et du vin de quinquina. En moins de trois semaines, l'œdème des jambes et des paupières avait

(1) et (2) Voir le tableau qui se trouve à la fin de l'ouvrage.

disparu, les douleurs lombaires avaient diminué, si bien que je pus alors l'envoyer au bain. Lorsqu'elle partit, après un mois et demi de traitement par les eaux alcalines, les urines ne contenaient plus que de petites proportions d'albumine. La vigueur était revenue, et l'enflure avait absolument cessé.

IV. — L'emploi des alcalins chez les diabétiques tuberculeux est-il indiqué ? M. Sénac prétend que le traitement par l'eau de Vichy ne paraît avoir aucune influence funeste sur la marche de la tuberculisation; que nos eaux parviennent à diminuer la quantité de sucre éliminée par les urines ; que la tuberculisation s'arrête. Il voit, chaque année, des diabétiques tuberculeux qui ont des cavernes dans les poumons depuis fort longtemps, qui, de temps à autre, ont des crachements de sang, et qui, cependant, tirent au moins momentanément un grand bénéfice des eaux de Vichy. M. Durand-Fardel ne partage pas cet avis. « Pour mon propre compte, dit-il, je n'ai jamais vu la maladie aucunement enrayée dans les cas que j'ai rencontrés, et son issue funeste à brève période m'a laissé craindre, plus d'une fois, sans en avoir la preuve, il est vrai, que le traitement thermal n'en eût accéléré la marche. Je persiste donc à considérer cette contre-indication comme absolue. Cependant, je reconnais qu'elle ne doit pas s'étendre à l'imminence tuberculeuse dont l'arrêt de la glycosurie pourra quelquefois suspendre l'évolution ».

Lorsque de vastes cavernes existent et que la cachexie est survenue, la médication alcaline est impuissante à enrayer le mal ; ajoutons que même elle est nuisible. A deux reprises j'ai conseillé les eaux de Vichy à des diabétiques tuberculeux très-avancés, sans en retirer le moindre bénéfice. L'un était un diabétique du Midi, qui portait une énorme caverne au sommet du poumon droit, avec fièvre le soir, crachats purulents, amaigrissement considérable, toux opiniâtre. Après trois semaines de séjour à Vichy, il retourna dans son pays, où il succomba quelques mois après. La seconde malade était une glycosurique de l'Isère qui avait au sommet gauche une caverne, avec affaiblissement, fièvre hectique, crachats purulents abondants, anorexie. Le traitement alcalin ne put enrayer l'affection ; elle succomba peu après son retour. Quand l'affection pulmonaire est arrivée à cette période, je ne pense pas que les alcalins soient de la moindre utilité ; mais, lorsque les néoplasmes sont encore à l'état de crudité ou ne font que commencer à se ramollir, la tuberculisation s'arrête momentanément, même si les déperditions glycosiques sont considérables avant le traitement alcalin.

La remarquable observation de M. Raynaud en est un exemple frappant. En effet, sa malade urinait 76 grammes de sucre par litre, avait une soif extrêmement vive, était très-amaigrie. Quoi qu'elle n'eût qu'une toux insignifiante, on constatait une sub-matité appréciable sous la clavicule droite, en dehors, une obscurité du son dans la fosse sus-scapulaire du même côté. A l'auscultation, quelques craquements étaient disséminés dans la même région. Rien à gauche. Après sa cure de Vichy, la soif avait disparu ; elle ne toussait plus ; elle avait engraissé ; le sucre était tombé à 6 grammes. A l'auscultation, on trouvait des craquements secs au sommet du poumon droit.

Il est incontestable que, dans le fait que nous venons de rapporter, les alcalins ont produit momentanément un effet salutaire ; mais cet amendement a-t-il persisté lorsque cette malade a eu quitté Vichy ? Enfin une guérison radicale s'en est-elle suivie ? C'est ce que nous ignorons.

Au commencement de juillet 1878, je vis un homme de la Haute-Loire, âgé de soixante ans, qui était très-glycosurique (55 grammes de sucre par litre). Il mangeait peu et était très-affaibli ; il buvait nuit et jour, urinait abondamment.

A l'auscultation, on trouvait de l'obscurité du murmure vesiculaire au sommet droit, et, à la percussion, de la sub-matité. Bien que pendant la plus grande partie de son séjour à Vichy, il eût craché du sang en assez grande proportion, au moment du départ, la soif avait disparu, l'appétit était satisfaisant, les forces étaient revenues. Il y a quelques jours, j'ai reçu des nouvelles de cet homme, qui n'a pas jugé à propos de revenir à nosthermes. De temps en temps, les hémoptysies se reproduisent; la consomption commence à se faire, bien que les phénomènes stéthoscopiques n'aient pas sensiblement augmenté.

Le 15 juillet 1879, je soignais un habitant de la Haute-Loire, âgé de 55 ans, qui avait vingt-cinq grammes de sucre par chaque litre d'urine, sans polydipsie, ni affaiblissement exagéré. Ce diabète avait été découvert dans de singulières circonstances. L'hiver précédent, M. X... contracta une pneumonie à gauche, qui, malgré une thérapeutique des plus énergiques, persista plusieurs mois, avec une soif des plus intenses. C'est alors que son médecin, qui est un homme distingué, songea à la glycosurie. Il examina les urines et y trouva une grande quantité de glycose. Le malade fut soumis au régime antidiabétique; le sucre diminua; la soif s'apaisa; les forces revinrent; M. X... put, tant bien que mal, se livrer à l'exercice de sa profession. Toutefois, à différentes reprises, il crachait du sang en faible quantité, toussait légèrement, avait un peu de fièvre, le soir — surtout la nuit. — Lorsque je l'observai pour la première fois, je constatai au niveau de l'épine de l'omoplate, du côté gauche, des craquements humides sur une très-petite étendue. Ces craquements se manifestaient, même en dehors de la toux. Du côté de l'abdomen, le foie était hypertrophié. Cet organe recouvrait, en effet, la plus grande partie de la région épigastrique, et dépassait de trois travers de doigt les fausses côtes droites.

Je prescrivis à ce malade deux verres, chaque jour, d'eau de la Grande-Grille, sans bain ni douche. Le quatrième jour, il eut un accès de fièvre très-violent, le soir, avec crachement de sang, toux opiniâtre, si bien que le lendemain, je fus obligé de suspendre le traitement minéral. Comme le pouls était fréquent (100 pulsations à la minute), j'administrai de la poudre de digitale, et fis pratiquer, chaque matin, des badigeonnages avec de la teinture d'iode, sur le point de la poitrine où j'avais trouvé des craquements. Au bout de trois jours, les crachements de sang étaient arrêté; la fièvre avait diminué. Je repris alors le traitement aquatique, en procédant avec la plus grande prudence. Je commençai par 60 grammes, matin et soir, d'eau du puits Chomel, et arrivai peu à peu à faire absorber au malade 4 verres dans les 24 heures, sans que les hémoptysies se reproduisissent. Quand il partit, après 21 jours de cure, il n'avait plus que des traces de sucre dans l'urine ; il toussait très-peu, ne crachait plus de sang; la vigueur était revenue en partie.

A la date du 15 octobre, j'ai reçu des nouvelles de ce malade. Son état extérieur est meilleur que précédemment, l'embonpoint est reparu ; il y a toujours un peu de sucre dans les urines. Il crache de temps en temps un peu de pus et de sang, le matin, au réveil. A l'auscultation, point de craquements dans une simple respiration ; mais la toux en laisse encore percevoir quelques légers. L'appétit laisse parfois à désirer ; mais la soif ne le tourmente pas.

Dans cette observation, il y a deux choses à retenir : 1° sous l'influence des alcalins la marche de la phthisie a été enrayée. En effet, notre malade a quitté Vichy amélioré, tant au point de vue de sa glycosurie que de sa tuberculose, et l'amélioration continuait encore deux mois et demi après son départ ; 2° la recrudescence des hémoptysies au début du traitement aquatique est manifeste ; elle doit être mise sur le compte de l'absorption de l'eau minérale, car les crachements de sang ont cessé, dès que la médication alcaline a été suspendue ; 3° ces hémoptysies thermales n'ont influé en rien sur la marche ultérieure de la tuberculose.

Cette recrudescence des crachements de sang que nous venons de signaler chez ce malade, durant son traitement alcalin, n'est pas un fait isolé ; nous avons observé pareil phénomène chez un diabétique hémophéïque, de Troyes, qui n'accusait aucun signe bien tranché de tuberculisation pulmonaire.

A en juger par les faits qui se sont passés sous mes yeux, il résulte que les alcalins, contrairement à l'opinion de M. Durand-Fardel, n'aggravent pas la situation des diabétiques tuberculeux. En effet, les lésions pulmonaires ne s'étendent pas; les phénomènes généraux qu'elles engendrent s'atténuent, et quant aux autres symptômes morbides qui appartiennent en propre à l'affection diabétique, tels que la soif, l'affaiblissement, les déperditions glycosiques quotidiennes, ils disparaissent ou diminuent, mais n'augmentent pas. On ne saurait donc regarder les alcalins comme contre-indiqués chez les diabétiques tuberculeux; aussi je n'hésiterai jamais à les conseiller dans les cas de ce genre, pourvu toutefois que la cachexie ne soit pas encore déclarée. Mais, de là, espérer qu'une cure thermale d'un mois et même plus peut réussir à enrayer la marche de la phthisie, nous ne le croyons pas; les alcalins retardent les progrès de la phthisie diabétique, sans l'arrêter. Ils soulagent sans guérir, tôt ou tard, en effet, la consomption arrive et la mort survient.

V. — Dans le diabète maigre les alcalins échouent, c'est l'habitude. Quelquefois, cependant, il se produit un léger amendement, mais, tandis qu'il est graduel et combiné dans les autres variétés du diabète, il n'a lieu ici qu'incomplétement et par secousses; parfois l'urine subit les changements les plus favorables au point de vue de la diminution du sucre sans que les autres symptômes en paraissent influencés (Brouardel). Le plus souvent, quoi qu'on fasse, on ne réussit pas à modérer les déperditions glycosiques, à calmer la soif, à relever les forces. J'ai dit plus haut que sur les trente-deux cas de diabète que j'avais observés minutieusement ces dernières années, la glycose avait augmenté chez deux malades, l'une sortait d'un accès très-violent de colique hépatique, l'autre était atteinte de diabète maigre. Cette dernière nous arriva cette année-ci (18 août) avec 274 grammes de sucre, et urinant 3,850 grammes de liquide dans les 24 heures. Elle était très-affaiblie, profondément amaigrie, voyait mal et avait très-soif. Quant elle nous quitta le 4 septembre, elle urinait 5,000 grammes de liquide par jour avec 378 grammes de glycose, l'amaigrissement et l'affaiblissement avaient fait des progrès considérables, la soif était extrême, elle buvait toute la nuit. Dans les cas de ce genre, c'est aux arsénicaux qu'il faut recourir, eux seuls sont capables d'enrayer la marche de la maladie. (Danjoy).

Dans ces derniers temps on a découvert une nouvelle variété de diabète à laquelle on a donné le nom de diabète phosphatique. Je n'ai vu qu'un seul exemple de cette variété de glycosurie et, si j'en juge par les résultats obtenus, les alcalins sont absolument indiqués dans cette forme morbide. Notre malade était un homme jeune qui, à son arrivée à Vichy, le 4 juillet 1879, urinait 5 gr. 88 de glycose et 7 gr. 20 d'acide phosphorique dans les 24 heures ; à son départ, le 25 juillet suivant, le sucre était tombé à 2 gr. 80 et l'acide phosphorique à 4 gr. 28. Malgré cette diminution sensible, la faiblesse était encore grande.

Il arrive parfois que, dans la glycosurie non compliquée d'amaigrissement progressif, la médication alcaline reste sans résultat appréciable ; mais, outre que ces insuccès sont rares ; quand ils ont lieu, ils tiennent plutôt à l'individu lui-même qu'à l'affection proprement dite.

D'une façon générale l'action bienfaisante des alcalins ne persiste pas très-longtemps après la cessation du remède. La soif et la sécheresse de la bouche reviennent, le sucre reparaît, s'il avait disparu, et augmente, s'il avait diminué, mais jamais il n'atteint ses proportions primitives. Alors, pour maintenir les heureux effets de la cure et éviter la cachexie, nous conseillons à domicile l'emploi des eaux de Vichy en boisson, de telle sorte que, quand les malades nous reviennent l'année suivante, ils ont à peu de chose près les mêmes quantités de sucre qu'à leur départ l'année précédente. Cette médication, en leur permettant de ne point s'astreindre à un régime très-sévère, leur fournit en outre les avantages de vivre de la vie commune sans dommage pour leur santé ; ce qui est beaucoup.

TABLEAU indiquant les variations de l'urée, de l'acide urique, du sucre et de l'albumine, sous l'influence de la médication alcaline

NOMS DES MALADES	DATES DES ANALYSES	URÉE par Litre d'urine	URÉE par 24 h.	ACIDE URIQUE par Litre d'urine	ACIDE URIQUE par 24 h.	SUCRE par Litre d'urine	SUCRE par 24 h.	ALBUMINE par Litre d'urine	ALBUMINE par 24 h.	OBSERVATIONS PARTICULIÈRES
M. M.........	8 sept. 1876	12g43	21g75	.....	.....	27g40	47g95	.....	.....	
	20 id. »	15.88	23.82	.....	.....	26. »	39. »	.....	.....	
M. G.........	5 juin »	15. »	30. »	.....	.....	59.50	119. »	0.27	0.54	L'albumine a disparu complètement depuis.
	13 juillet »	10.75	21.50	.....	.....	.....	.....	0.70	1.40	
M. C.........	14 août »	7.80	12.85	.....	.....	18.10	30.46	.....	.....	
	31 id. »	6.25	16.87	.....	.....	10.85	27. »	.....	.....	
M. H.........	5 août »	17.56	21.95	.....	.....	.....	.....	.....	.....	
	22 id. »	13.68	24.62	.....	.....	.....	.....	.....	.....	
M. M.........	17 août 1877	10.10	40.40	.....	.....	35.97	143.88	1.21	4.84	
	28 id. »	9.80	39.20	.....	.....	12.75	51. »	1.11	4.44	
M. M.........	17 août »	16.30	31.29	.....	.....	2.33	4.47	0.565	1.08	
	28 id. »	13.20	33. »	.....	.....	1.42	3.57	0.605	1.512	
M. C.........	1er juillet »	17.60	35.20	0.380	0.76	46.29	92.58	.....	.....	Psoriasis des deux cuisses.
	13 id. »	16.90	29.57	0.186	0.325	6.25	10.93	.....	.....	
M. P.........	6 juillet »	19.76	35.17	.....	.....	26.59	47.33	.....	.....	Grand affaiblissement.
	24 id. »	30.48	49.68	.....	.....	17.85	29.09	.....	.....	
M. M.........	13 juillet »	17.85	22.31	.....	.....	35.71	44.62	.....	.....	Pas d'affaiblissement ni de polydypsie.
	27 id. »	23.41	29.26	.....	.....	21.52	26.90	.....	.....	
M. F.........	13 juillet »	22.38	27.97	.....	.....	13.51	16.88	.....	.....	Eczéma du cuir chevelu.
	27 id. »	30.24	30.24	.....	.....	4.54	4.54	.....	.....	
M. B.........	29 juillet »	26.25	39.37	.....	.....	38.45	57.67	.....	.....	Plaies ulcéreuses de la jambe gauche.
	18 août »	15.95	31.90	.....	.....	2.08	4.16	.....	.....	
M. N.........	29 juillet »	15.34	23.01	.....	.....	52.63	78.94	.....	.....	
	17 août »	12.14	30.35	.....	.....	17.48	43.70	.....	.....	

TABLEAU indiquant les variations de l'urée, de l'acide urique, du sucre et de l'albumine, sous l'influence de la médication alcaline (*Suite*).

NOMS DES MALADES	DATES DES ANALYSES	URÉE par Litre d'urine	URÉE par 24 h.	ACIDE URIQUE par Litre d'urine	ACIDE URIQUE par 24 h.	SUCRE par Litre d'urine	SUCRE par 24 h.	ALBUMINE par Litre d'urine	ALBUMINE par 24 h.	*OBSERVATIONS* PARTICULIÈRES
M. R.........	23 août 1877	9g76	13g66	.....	.....	32g67	45g73	0g90	1g26	Œdème des membres inférieurs. Marche difficile.
	11 sept. »	10.23	18.92	.....	.....	4.13	7.64	0.155	0.286	
Mis de C.....	24 juillet »	5.60	11.20	0.042	0.085	.....	.....	0.795	1.59	
	7 août »	9.54	18.08	0.048	0.096	.....	.....	0.83	1.66	
Mme G........	22 juin »	11.47	10.49	.....	.....	.....	.....	traces	.....	En 1879, au mois d'août, l'absence d'albumine persiste.
	28 août »	26.66	26.66	0.42	0.42	traces	.....	traces	.....	
	25 mai 1878	17.30	21.76	0.508	0.609	.....	.....	traces	.....	
	19 juin »	15. »	22.50	0.188	0.282	.....	.....	0.740	1.10	
	26 juin 1879	.....	.....	.....	.....	.....	.....	traces	indoses	Plusieurs essais en juillet 1879, ont donné 0 pour l'albumine.
M. S.........	6 août 1877	24.76	24.76	.....	.....	13.90	13.90	0.35	0.35	
	20 id. »	20.46	20.46	.....	.....	1.35	1.35	0.89	0.89	
	16 juil. 1878	18.57	20.42	0.404	0.444	12.55	13.75	0.126	0.138	
	8 août »	13.33	23.32	0.133	0.232	7.25	12.68	traces	indoses	
M. D.........	4 juin 1878	.....	.....	.....	.....	54.34	217.36	0.661	2.644	
	23 id. »	.....	.....	.....	.....	53.19	101. »	0.385	0.731	
M. C.........	20 juin »	.....	.....	0.180	0.540	53.19	159.57	.....	.....	
	5 juillet »	.....	.....	0.024	0.060	52.63	131.57	.....	.....	
M. C.........	5 juillet »	.....	.....	0.296	0.473	11.90	19.04	.....	.....	
	14 id. »	.....	.....	0.084	0.168	11.10	22.20	.....	.....	
Mme C........	27 juin »	.....	.....	0.055	0.124	55.55	124.87	.....	.....	
	5 juillet »	.....	.....	0.036	0.072	38.46	76.92	.....	.....	
	14 id. »	.....	.....	0.052	0.130	36.20	90.50	.....	.....	
M. P.........	9 juillet »	19.52	29.28	.....	.....	5.81	8.30	.....	.....	
	26 id. »	16.42	41.05	.....	.....	3.32	8.71	.....	.....	

TABLEAU indiquant les variations de l'urée, de l'acide urique, du sucre et de l'albumine, sous l'influence de la médication alcaline (*Suite*).

NOMS DES MALADES	DATES DES ANALYSES	URÉE par Litre d'urine	URÉE par 24 h.	ACIDE URIQUE par Litre d'urine	ACIDE URIQUE par 24 h.	SUCRE par Litre d'urine	SUCRE par 24 h.	ALBUMINE par Litre d'urine	ALBUMINE par 24 h.	OBSERVATIONS PARTICULIÈRES
M. N.........	19 juil. 1878	.....	.....	0g104	0g234	34g20	76g95	0g082	0g184	
	1er août »	.....	.....	0.035	0.087	12.80	32. »	traces	indosées	
M. B.........	3 juillet »	13.09	26.18	.....	.....	35.70	71.40	.....	.....	Plaie ulcéreuse de la jambe gauche.
	3 août »	12.38	30.95	.....	.....	15.24	38.10	.....	.....	
M. C.........	20 juillet »	10.23	28.13	0.166	0.456	25.75	70.80	0.08	0.19	
	3 août »	5.61	11.22	0.020	0.040	12.75	25.50	traces	indosées	
M. B.........	3 août »	8.80	22. »	.....	.....	32.45	81.12	0.95	2.37	
	31 id. »	7.56	13.60	.....	.....	32.25	58. »	0.92	1.65	
M. M.........	12 août »	17.67	26.50	.....	.....	4.06	6.09	0.97	1.45	
	27 id. »	17.85	25.77	.....	.....	1.71	2.56	0.67	1.01	
M. B.........	4 juillet »	10.95	43.80	0.092	0.368	.....	.....	5.48	21.92	
	26 id. »	7.62	15.24	non	dosé	.....	.....	5.61	11.22	
M. L.........	12 août »	15.71	15.71	0.172	0.172	.....	.....	0.22	0.22	
	26 id. »	11.66	20.71	non	dosé	.....	.....	traces	indosées	
Mlle H.........	19 mai »	non	dosé	.....	.....	82.65	268. »	.....	.....	La malade vivait encore cet été, 1879.
	29 juin »	5.75	31.62	.....	.....	56.80	312.40	.....	.....	
	18 juillet »	9.26	13.89	.....	.....	53.20	146.30	.....	.....	
	27 août »	15.71	31.42	.....	.....	66.66	133.32	.....	.....	
Mme L.........	29 mai 1879	24.24	42.42	0.72	1.26	traces	traces	.....	.....	Coliques hépatiques et glycosurie. Quand il survient un accès le sucre disparaît et revient ensuite.
	22 juin »	16.66	38.18	0.13	0.299	51. »	117.30	.....	.....	
Mme C.........	11 juin »	15 »	30. »	0.17	0.34	49. »	98. »	.....	.....	
	26 id. »	13 »	26. »	0.115	0.23	38.45	76.90	.....	.....	
M. C.........	11 juin »	13.09	32.72	0.16	0.40	12.60	31.50	.....	.....	
	26 id. »	7.31	16.45	0.07	0.157	3.31	7.45	.....	.....	

NOMS DES MALADES	DATES DES ANALYSES	URÉE par Litre d'urine	URÉE par 24 h.	ACIDE URIQUE par Litre d'urine	ACIDE URIQUE par 24 h.	SUCRE par Litre d'urine	SUCRE par 24 h.	ALBUMINE par Litre d'urine	ALBUMINE par 24 h.	OBSERVATIONS PARTICULIÈRES
M. D.........	15 juin 1879	.....	.....	0g08	0g28	55g »	192g50	0g772	2g702	Dégénérescence graisseuse de la
	1er juillet »	.....	.....	0.064	0.192	54.30	162.90	0.648	1.940	macula : demi-cécité.
M. C..........	20 juin »	13.80	27.60	0.16	0.32	61.70	123.40	0.425	0.85	
	5 juillet »	17.31	25.96	0.064	0.096	49.50	74.25	traces	indoses	
M. B.........	3 juillet »	29. »	46.40	0.574	0.918	26. »	41.60	.....	.....	
	18 id. »	23.21	34.81	0.431	0.646	1.62	2.43	.....	.....	Diabète phosphatique.
M. P.........	4 juillet »	20.71	41.42	0.263	0.526	2.94	5.88	.....	.....	Acide phosphorique :
	23 id. »	13.47	26.94	0.150	0.300	1.40	2.80	.....	.....	En 24 heures..........7.20
M. S..........	7 juillet »	15. »	52.50	0.109	0.381	25.64	89.74	0.218	0.763	
	29 id. »	14.78	22.17	0.110	0.165	22.70	34.05	0.184	0.276	
M. T.........	8 juillet »	18.57	43.64	0.183	0.430	52.63	123.68	0.140	0.329	
	28 id. »	23.25	34.87	0.495	0.742	37.03	55.54	0.160	0.240	
M. F.........	15 juillet »	21.90	39.42	0.120	0.216	32.60	58.68	.....	.....	
	2 août »	14.65	25.64	0.041	0.072	8.05	14.08	.....	.....	Onyxis du gros orteil gauche, pus-
M. L.........	22 juillet »	15.47	41.77	0.107	0.316	71.40	192.78	.....	.....	tules d'ecthyma à la jambe du
	16 août »	19.52	29.28	0.308	0.462	31.25	46.57	0.225	0.337	même côté.
Mme B........	24 juillet »	15. »	52.50	.....	.....	27.50	96.26	traces	.....	
	6 août »	17.38	26.07	0.04	0.06	16.13	24.19	traces	.....	
M. B.........	8 août »	17.14	25.71	0.042	0.063	11.76	17.64	1.37	2.05	Léger œdème des membres in-
	26 id. »	12.19	23.16	0.012	0.023	traces	traces	1.13	2.147	férieurs.
Mme H........	18 août »	11.60	44.66	0.050	0.192	71.40	274.89	.....	.....	Diabète maigre, affaiblissement
	4 sept. »	7.60	38. »	0.032	0.160	75.75	378.75	.....	.....	considérable.
M. C.........	4 sept. »	10.71	31.59	0.013	0.038	43.10	127.14	0.378	1.12	Foie descendant jusqu'à l'ombilic
	19 id. »	8.53	28.15	0.012	0.039	29.40	97.02	0.760	2.508	et dans la fosse iliaque droite.

(1) *Plusieurs de ces analyses nous ont été communiquées par notre excellent confrère*, M. COIGNARD.

www.ingramcontent.com/pod-product-compliance
Ingram Content Group UK Ltd.
Pitfield, Milton Keynes, MK11 3LW, UK
UKHW032014260826
14628UKWH00005B/2493

9 782019 669386